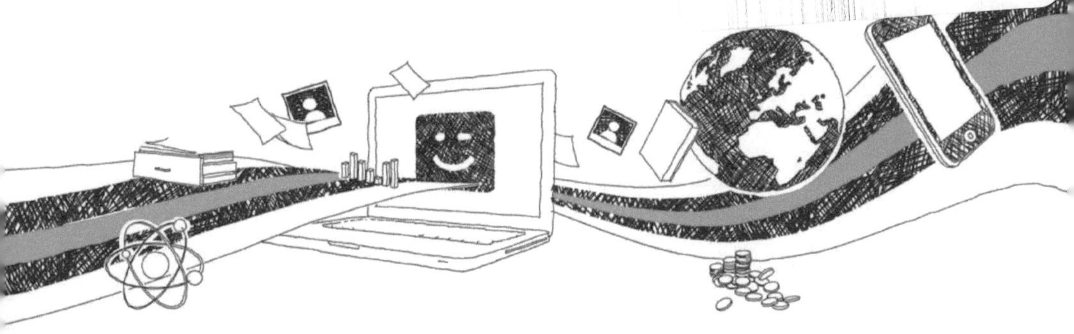

Bibliografische Information der Deutschen Nationalbibliothek:

Die Deutsche Bibliothek verzeichnet diese Publikation in der Deutschen Nationalbibliografie; detaillierte bibliografische Daten sind im Internet über http://dnb.d-nb.de/ abrufbar.

Impressum:

Druck und Bindung: Books on Demand GmbH, Norderstedt Germany
ISBN: 9783668437272

Dieses Buch bei GRIN:

http://www.grin.com/de/e-book/358811/geriatrische-notfallversorgung-in-den-notaufnahmen-der-stadt-berlin

Manuel Anhold

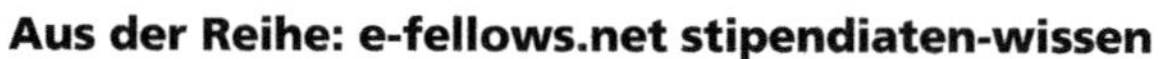

Aus der Reihe: e-fellows.net stipendiaten-wissen

e-fellows.net (Hrsg.)

Band 2310

Geriatrische Notfallversorgung in den Notaufnahmen der Stadt Berlin

Herausforderung aufgrund des Krankenhausplans 2016

GRIN Verlag

APOLLON Hochschule der Gesundheitswirtschaft

Geriatrische Notfallversorgung in den Notaufnahmen der Stadt Berlin

- Herausforderung aufgrund des Krankenhausplans 2016 -

Hausarbeit

Versorgungsmanagement

Berlin, 26.02.2015

Erstellt von:

Dr. Manuel Anhold

Studiengang: Master of Health Management

Inhaltsverzeichnis

I Abkürzungsverzeichnis

AGAST Arbeitsgruppe Geriatrisches Assessment

AfGiB Ärztliche Arbeitsgemeinschaft zur Förderung der Geriatrie in Bayern

ATS Australasian Triage Scale

BVG Bundesverband Geriatrie

BRIGHT Brief Risk Identification for Geriatric Health Tool

CAM Confusion Assessment Method

CTAS Canadian Triage and Acuity Scale

DGG Deutsche Gesellschaft für Geriatrie

DGGG Deutsche Gesellschaft für Gerontologie und Geriatrie

DGINA Deutsche Gesellschaft Interdisziplinäre Notfall- und Akutmedizin

ESI Emergency Severity Index

ISAR Identification of Seniors at Risk

MGST Minimum Geriatric Screening Tools

MTS Manchester Triage Score

SBT Short Blessed Test

TRST Triage Risk Screening Tool

UEMA Europäische Union der medizinischen Spezialisten

II Abbildungsverzeichnis

III Tabellenverzeichnis

1 Einleitung

Die adäquate medizinische Behandlung und Versorgung einer zunehmend älteren Bevölkerung stellt einen medizinisch wichtigen Auftrag und zeitgleich eine bedeutende gesellschaftliche Herausforderung dar.

1.1 Thematische Hinführung

In den Industriestaaten lässt sich eine deutliche Zunahme der Konsultationen in den Notaufnahmen in den vergangenen Jahren feststellen. Insbesondere die städtischen Ballungsräume sind von dieser Tendenz geprägt. Dabei ist insbesondere der Anteil notfälliger Aufnahmen bezogen auf die gesamte Zahl stationärer Fälle von 33,7 Prozent im Jahr 2005 auf 41,5 Prozent in 2012 gestiegen. [vgl. DEUTSCHES ÄRZTEBLATT, 2014].

Wie darzustellen sein wird, arbeitet die stationäre Notfallmedizin unter besonderen Rahmenbedingungen, die zwar von Interdisziplinarität geprägt, aber im Besonderen durch begrenzte Mittel (Zeitmanagement, Finanzierungslücken) und der Notwendigkeit zur Priorisierung gekennzeichnet ist [vgl. DEUTSCHES ÄRZTEBLATT, 2015].

Die Stadt Berlin stellt einen urbanen Ballungsraum dar, deren Notaufnahmen insbesondere auch die Versorgung altersmedizinischer Patienten gewährleistet. Der neu zu verabschiedende Krankenhausplan 2016 fordert die Implementierung geriatrischer Expertise in den Notaufnahmen der Stadt. Insofern handelt es sich bei der thematischen Fokussierung auf die geriatrische Notfallversorgung in Berlin um ein hochaktuelles gesundheitspolitische Problematik mit zeitgleich vielfältigen offenen Fragen.

Im Rahmen des 15. Kardiologie Symposiums am 16.01.2015 wurde in einer gesundheitspolitischen Diskussion die notfallmedizinische Versorgung geriatrischer Patienten in Berlin interdisziplinär diskutiert [vgl. BACH ET AL., 2015]. Es wurde insbesondere mit Hinblick auf die anstehende Verabschiedung des Berliner Krankenhausplans 2016 mit zunehmenden Anforderungen an bislang fehlende Konzepte für geriatrische Patienten diskutiert, inwieweit Notaufnahmen die Identifikation geriatrischer Patienten und die Einbringung geriatrischer Expertise in Notaufnahmen implementieren können.

1.2 Zielsetzung und Fragestellung

In dieser Arbeit soll die Leistungserbringung und Inanspruchnahme der Berliner Notaufnahmen im Kontext des demographischen Wandels dargestellt und die kapazitätsbezogenen und fachlichen Anforderungen bezogen auf geriatrische Patienten beleuchtet werden. Bezogen auf die Anforderungen durch den neuen Krankenhausplan 2016 soll auf mögliche Screening-Verfahren für geriatrische und kognitiv beein-trächtigte Patienten eingegangen werden. Diskutiert werden soll abschließend die Frage inwieweit spezifischen geriatrischen Bedarfen aufgrund von Notaufnahme-Screenings entsprochen werden kann. Der Fokus auf geriatrische Patienten ergibt sich aus der Besonderheit dieser Hochrisikogruppe im Kontext der Notfallmedizin und deren hohen Anteil am Notfallaufkommen.

Die Eingrenzung der Thematik auf die Stadt Berlin ergibt sich aufgrund der Aktualität der Thematik im Kontext des neuen Berliner Krankenhausplans, der explizit einen Handlungsbedarf bzw. Konzepte fordert [vgl. SENATSVERWALTUNG FÜR GESUNDHEIT UND SOZIALES BERLIN, 2014a, S. 11].

Die Arbeit zielt auf die Erhebung einer Bestandsaufnahme zur Integration geriatrischer Kompetenz in Notaufnahmen ab, um Ansatzpunkte für mögliche Implementierungen aufzuzeigen.

1.3 Beschreibung der Vorgehensweise

In der vorliegenden Arbeit sollen zunächst die relevanten und grundlegenden Begrifflichkeiten aus dem Kontext Notfallmedizin (Kapitel 3) und Altersmedizin (Kapitel 4) definiert werden. Für die Notfallmedizin soll insbesondere auf die ver-wendete Ersteinschätzungssysteme bzw. Notfall-Triage eingegangen werden, für die Altersmedizin wird auf dort verwendete Assessmentverfahren fokussiert.

Nach Schilderung der soziodemographischen Auswirkungen des demographischen Wandels in Deutschland und Berlin (Kapitel 5) werden in Kapitel 6 die stationäre notfallmedizinische Versorgung und die Notfall-Inanspruchnahme in Berlin thematisiert.

Das Kapitel 7 betrachtet notwendige Handlungsbedarfe in Notaufnahmen für die Bedarfe altersmedizinischer Patienten, hierbei wird insbesondere auf die Anforderungen des Krankenhausplans Berlin und Limitationen der Notfall-Triage-Systeme eingegangen. In Kapitel 8 wird der Einsatz spezifischer Screeningverfahren als Instrument zur Begegnung der Herausforderungen aufgeführt.

In Kapitel 9 werden die Inhalte der Arbeit mit Hinblick auf die Fragestellung nochmals fokussiert dargestellt und kritisch diskutiert.

1.4 Verwendete Methodik

Die vorliegende Arbeit ist als theoretische Arbeit konzipiert. Hierbei soll aufgrund einer Analyse der aktuellen wissenschaftlichen Daten das Thema geriatrische Notfall-versorgung in Berlin betrachtet werden. Dabei soll der Kontext der Integration geriatrischer Kompetenz in der stationären Notfallversorgung in Berlin dargestellt werden.

Nach Definition relevanter Begriffe aus der Notfallmedizin einerseits und der Altersmedizin andererseits soll aufgrund eingehender Literaturrecherche und –analyse der aktuelle wissenschaftliche Stand zum Thema geriatrische Notfallversorgung in Deutschland dargestellt werden.

Bei der durchzuführenden Literaturanalyse sollen vor dem Hintergrund der Fokussierung auf den städtischen Ballungsraum Berlin zunächst nur die deutschsprachige Literatur zu den Stichworten „Notfallversorgung", „Notfall-aufnahme", „Rettungsstelle", „geriatrisch", „Geriater", „alte Patienten", „geriatrisches Screening", „geriatrisches Assessment" sowie „Triage" und „Notfall-Triage" verwendet werden. Zur Eingrenzung auf eine hinreichend aktuelle Datenbasis sollen Publikationen der Jahre 2010 bis 2015 berücksichtigt werden.

Aufgrund der thematischen Zuordnung sollen als relevante Quellen die Publikations-organe „Zeitschrift für Gerontologie und Geriatrie", „Notfall + Rettungsmedizin" sowie das „Deutsches Ärzteblatt" und das „Berliner Ärzteblatt" herangezogen werden. Zusätzlich sollen als Literaturquellen Stellungsnahmen durch die „Deutsche Gesellschaft für Geriatrie" (DGG), die „Deutsche Gesellschaft für Gerontologie und Geriatrie" (DGGG) sowie den „Bundesverband Geriatrie" (BVG) und der „Deutschen Gesellschaft Interdisziplinäre Notfallaufnahme" (DGINA) berücksichtigt werden.

Relevante statistische Informationen sollen vom Statistischen Bundesamt sowie dem Amt für Statistik Berlin-Brandenburg bezogen werden, um insbesondere die zum jetzigen Zeitpunkt abzuschätzenden künftigen Bedarfe an geriatrischer Kompetenz in den Berliner Notfallaufnahmen abzuleiten. Bei nicht hinreichender Aussagekraft kann die Literaturrecherche bedarfsweise adaptiert werden, insbesondere Primärquellen und englischsprachige Literatur hinzugezogen werden.

2 Notfallmedizinische Begriffe

Im Kontext der Notfallmedizin sollen die Begriff Notfall, Notfallmedizin und Notaufnahme definiert werden. Anschließend soll die Notwendigkeit zur Priorisierung und Notfall-Triage kurz skizziert werden.

2.1 Definition des Notfalls

Dem medizinischen Begriff „Notfall“ wird als relevante Eigenschaft die Elementargefährdung eines Patienten zugeschrieben. Ohne sofortige Hilfeleistung sind erhebliche gesundheitliche Schäden oder der Tod des Patienten zu befürchten.“ [vgl. REICHE, 2003]. In einem juristischen Sinne wird der „medizinische Notfall“ angenommen „sowohl bei akuter Lebensgefahr als auch bei der Gefahr schwerer Gesundheitsschäden, falls nicht unverzüglich die erforderliche medizinische Versorgung erfolgt“ [KILLINGER, 2009, S. 42]. Medizinisch ist also die Detektion der potenziellen Gefährdung entscheidend.

2.2 Definition der Notfallmedizin

Im Sinne der Weiterbildungsordnung der Ärztekammer Berlin wird unter Notfallmedizin die Erkennung drohender oder eingetretener Notfallsituationen und die Behandlung von Notfällen sowie die Wiederherstellung und Aufrechterhaltung akut bedrohter Vitalfunktionen zusammengefasst. Das Tätigkeitsfeld der Notfallmedizin umfasst präklinische und innerklinische Triage, Wiederbelebung, Erstuntersuchung und Management aller dringlichen und eiligen Notfälle bis zur Entlassung oder Übergabe an einen anderen Arzt oder Beschäftigten im Gesundheitswesen [vgl. ÄRZTEKAMMER BERLIN, 2014b]. Im Geltungsbereich der Ärztekammer Berlin sind notfallmedizinische Aspekte in vielen fachärztlichen Weiterbildungen als integrale Bestandteile definiert. Spezifisch existiert die Zusatzbezeichnung Notfallmedizin als Qualifikation in der prähospitalen notärztlichen Versorgung. Als Bundesweites Novum wurde in der Weiterbildungsordnung der Ärztekammer Berlin im Oktober 2014 die Zusatzbezeichnung „Akut- und Notfallmedizin“ als spezifische Kompetenz für die stationäre Notfallmedizin implementiert [vgl. ÄRZTEKAMMER BERLIN, 2014a, S. 2].

2.3 Definition der Notaufnahme

Die Notfall- und Akutmedizin wird in Deutschland durch in drei „Sektoren der Notfall- und Akutmedizin“ gewährleistet. In der präklinischen Notfallversorgung sind die Rettungsdienste tätig, die ambulante Akutmedizin wird durch die Kassenärztlichen Vereinigungen als Ärztlicher Bereitschaftsdienst organisiert. Die Krankenhäuser repräsentieren die stationäre Notfallversorgung [vgl. ARBEITSKREIS INTERDISZIPLINÄRE NOTAUFNAHMEN UND NOTFALLMEDIZIN, 2011, S. 6]. Diese sektorale Zuordnung ist auch für Berlin gültig (siehe Tabelle 1).

Sektor	Sicherstellung	Leistungserbringer
Ambulant (SGB V)	KV Berlin	Niedergelassene Ärztinnen und Ärzte, Ärztlicher Bereitschaftsdienst der KV, Krankenhäuser (bei amb. Behandlung)
Stationär (LKG)	Land Berlin (Gesundheits-verwaltung)	Krankenhäuser (sofern Teilnahme an der Notfallversorgung)
Notfallrettung (RDG)	Land Berlin (Innenverwaltung)	Feuerwehr, Hilfsorganisationen, Bundeswehr, Luftrettungsorganisationen

Tabelle 1: Struktur der Notfallmedizin in Berlin [Arbeitskreis Interdisziplinäre Notaufnahmen und Notfallmedizin, 2011, S. 6]

Bezogen auf die stationäre Notfallversorgung wird die Notaufnahme durch das Landes-krankenhausgesetz in Berlin definiert, welches insbesondere eine zentrale, inter-disziplinäre und eigenständige Abteilung fordert [vgl. Senatsverwaltung für Justiz und Verbraucherschutz, 2011]. In Berlin ist für dien Begriff Notaufnahme die Bezeichnung „Rettungsstelle", gelegentlich auch „Erste Hilfe" üblich [vgl. Sobotta, 2007]. Die zentrale Aufgabe der Notaufnahme liegt in der Versorgung akutmedizinisch erkrankter Patienten in einem nicht-selektierten Patientengut.

2.4 Definition der Notfall-Triage

Unter Notfall-Triage versteht man bezogen auf die Situation der Notaufnahme die methodische Umsetzung zur zeitnahen Beurteilung der Schwere von Erkrankungen bzw. von Verletzungen bei Notfallpatienten. Sie dient der raschen und zuverlässigen Kategorisierung, Priorisierung der Behandlung sowie Zuordnung zum geeigneten Behandlungsort [vgl. Fernandez et al., 2005]. Die Notwendigkeit zur Notfall-Triage ergibt sich aus der Situation begrenzter Ressourcen der Notaufnahmen im Sinne von finanzieller Ausstattung, personelle Besetzung, kapazitäre Aspekte bei diagnostischen Leistungen und Limitationen der Bettenkapazität. Dies steht vor dem Problem zum Teil überfüllter Notaufnahmen („Crowding") und macht Festlegungen von Behandlungs-reihenfolgen unabdingbar [vgl. Christ et al., 2010]. Unter dem Aspekt der Festlegungen der Behandlungsdringlichkeit im Sinne einer Ersteinschätzung existieren mehrere validierte Instrumente für das Notaufnahmesetting. Diese sollen nachfolgend beschrieben werden.

2.5 Notfall-Triage-Systeme in deutschen Notaufnahmen

Die sogenannten 5-stufigen Systeme (fünf Dringlichkeitsstufen) weisen in Studien die höchste Zuverlässigkeit auf. Zu diesen gehören die Australasian Triage Scale (ATS), die Canadian Triage and Acuity Scale (CTAS), das Manchester Triage System (MTS) sowie der Emergency Severity Index (ESI). Bei den letzteren existiert eine deutsche Version. Nur auf diese soll hier eingegangen werden. Die bannten Instrumente sind für erwachsene Patienten implementiert, haben jedoch keine spezifische geriatrische Ausrichtung [vgl. CHRIST ET AL., 2010].

2.5.1 Emergency Severity Index

Der ESI mit seiner aktuellen Version aus dem Jahr 2005 dient als validiertes Instrument zur Festlegung der Behandlungsdringlichkeit von Patienten bei Eintreffen in der Notaufnahme. Es besteht eine deutschsprachige Version sowie eine Anwendbarkeit in allen Altersstufen (Kinder und Erwachsene) und wird sowohl in der Durchführung durch Ärzte und Pflegekräfte als hoch reliabel angesehen. In den Einstufungen ESI 1 und ESI 2 werden Patienten mit der Notwendigkeit zu sofortigen lebensrettenden Maßnahmen bzw. Hochrisikosituationen eingeordnet. Die Stufen ESI 3 bis ESI 5 definieren sich in absteigender Priorität nach der Anzahl der zu erwartenden verschiedenen diagnostischen und therapeutischen Ressourcen [vgl. CHRIST ET AL., 2010].

2.5.2 Manchester Triage System

Das MTS ist ebenfalls ein Instrument mit großer Verbreitung und gleicher Zweckbestimmung wie der ESI. Das aus Großbritannien stammende und seit 1996 publizierte System stellt als standardisiertes Instrument insbesondere auf eine zeitliche Priorisierung ab. Die Dringlichkeitsbewertung (Ersteinschätzung) erfolgt orientiert an Symptomen anhand definierter Präsentationsdiagrammen, die zu einer Priorisierung hinführen im Sinne eines systematischen und standardisierten Vorgehens.

Es werden dann – ähnlich dem ESI – 5 Kategorien gebildet (siehe Abbildung 1), die einer Farbkodierung zugeordnet sind: Kategorie Rot: Sofortige Behandlung! (ohne Zeitverlust) Kategorie Orange: Sehr dringende Behandlung! (binnen 10 Minuten); Kategorie Gelb: Dringende Behandlung! (innerhalb von 30 Minuten); Kategorie Grün: Normal (innerhalb von 90 Minuten); Kategorie Blau: Nicht dringend (Behandlung innerhalb vom 120 Minuten) [vgl. CHRIST ET AL., 2010].

Number	Name	Colour	Max time
1	Immediate resuscitation	Red	0 minutes
2	Very urgent	Orange	10 minutes
3	Urgent	Yellow	60 minutes
4	Standard	Green	120 minutes
5	Non-urgent	Blue	240 minutes

Abbildung 1: Manchester Triage System [DEUTSCHES NETZWERK ERSTEINSCHÄTZ-UNG, 2013]

In den Rettungsstellen der Charité Universitätsmedizin Berlin wird das MTS ergänzt um zusätzliche Erhebung lebenswichtiger Parameter anhand der Vitalparameter Puls, Blutdruck, Atemfrequenz, Sauerstoffsättigung, Bewusstseinszustand und ggf. Körper-temperatur hinzugenommen [vgl. CHARITÉ UNIVERSITÄTSMEDIZIN BERLIN, 2015].

3 Bergriffe aus dem Kontext Geriatrie

Aus dem Gebiet der Altersmedizin soll auf die Begriffe Geriatrie, geriatrischer Patient, geriatrische Versorgungsformen sowie auf geriatrische Screening- und Assessment-verfahren eingegangen werden.

3.1 Definition der Geriatrie

Im Kontext der zunehmenden demographischen Alterung hat sich die Geriatrie als altersmedizinische Fachdisziplin herausgebildet. Die Sektion Geriatrische Medizin der Europäischen Union der medizinischen Spezialisten (UEMS) charakterisiert im Jahr 2008 im Sinne einer europäischen Konsensusdefinition Geriatrie als „die medizinische Spezialdisziplin, die sich mit physischen, psychischen, funktionellen und sozialen Aspekten bei der medizinischen Betreuung älterer Menschen befasst. Dazu gehört die Behandlung alter Patienten bei akuten Erkrankungen, chronischen Erkrankungen, präventiver Zielsetzung, (früh-) rehabilitativen Fragestellungen und speziellen, auch palliativen Fragestellungen am Lebensende" [UEMS, 2008]. Dabei stellt Altersmedizin neben einem gewissen Altersspektrum auf typische bei älteren Menschen vorherrschende Erkrankungen ab, insbesondere auf sogenannte aktive Mehrfach-erkrankungen (Multimorbidität). I.d.R. sind die

Patienten älter als 70 Jahre und profitieren ab dem 80 Lebensjahr von der geriatrischen Spezialdisziplin im Besonderen [vgl. UEMS, 2008; vgl. RAEM ET AL. 2005, S. 77ff].

3.2 Definition des geriatrischen Patienten

Gemäß der gemeinsamen Definition geriatrischen Fachgesellschaften Deutsche Gesellschaft für Geriatrie (DGG), Deutsche Gesellschaft für Gerontologie und Geriatrie (DGGG) und Bundesverband Geriatrie (BVG) kann der geriatrische Patient in zwei Weisen definiert werden:

A. Vorliegen einer geriatrietypischen Multimorbidität bei zeitgleich bestehendem höheren Lebensalter (meist über 70 Jahre). Hierbei hat die geriatrietypische Multimorbidität Vorrang vor dem numerischen Alter.

B. Patient über 80 Jahre mit altersbezogen erhöhter Vulnerabilität bezüglich des Auftretens von gesundheitlichen Komplikationen, Folgeerkrankungen, Gefährdung für die Chronifizierung von Erkrankung und dem erhöhten Risiko des Verlustes der Autonomie mit Verschlechterung des Selbsthilfestatus [vgl. SIEBER, 2007].

Gekennzeichnet ist der geriatrische Patient neben einem altersbezogenen Mehrfacherkrankungsstatus also insbesondere durch eine Vulnerabilität für den Verlust des Selbsthilfestatus. Hierbei spielt der bereits etablierte Begriff Gebrechlichkeit bzw. Frailty als Syndrom der Altersmedizin eine zentrale Rolle [vgl. FRIED ET AL., 2001].

3.3 Versorgungsformen Geriatrie

Bezogen auf Art der medizinischen Behandlung in der stationären geriatrischen Versorgung wird Akutgeriatrie von der geriatrischen Rehabilitation abgegrenzt. Die Akutgeriatrie umfasst die geriatrische Akutbehandlung und die geriatrische Früh-rehabilitation. Eine dezidierte Abgrenzung der geriatrischen Behandlung zeigt die Tabelle 2.

	Disziplinen				
Kriterien	angrenzende Akut-Disziplinen	Geriatrie			angrenzende Reha-Disziplinen
Patient	Nicht geriatrisch	Pat. mit geriatrietypischer Multimorbidität i.d. Regel 70 Jahre alt oder älter			Nicht geriatrisch
Reha-bedürftigkeit	(noch) nicht reha-bedürftig	(noch) nicht reha-bedürftig	rehabedürftig		rehabedürftig
Indikation	kurative und palliative Indikation zur Akut-behandlung im KH	Indikation zur KH-Behandlung (§ 39 SGB V) nicht (früh-) rehafähig	eingeschränkt oder nicht rehafähig oder mit unsicherer Prognose bzw. unsicherer Zielsetzung	rehafähig mit positiver Prognose und realistischer Zielsetzung	indikationsspezifisch rehafähig mit positiver Prognose und realistischer Zielsetzung
Art Behandlung	Akut-/Intensivbe-handlung ggf. mit funktionsorientierter Physiotherapie	„Akutgeriatrie“		Geriatrische Rehabilitation	Indikationsspezifische Rehabilitations-behandlung
		Geriatrische Akutbehandlung	Geriatrische Frührehabilitation		
			„rehabilitative Geriatrie“		
Einrichtungsart	KH (§ 107 I SGB V)	KH (§ 107 I SGB V)	KH (§ 107 I SGB V)	Reha-Einr. (§ 107 II SGB V)	Reha-Einr. (§ 107 II SGB V)

Tabelle 2: Abgrenzungskriterien der Geriatrie [BORCHELT ET AL., 2003, S. 3]

Rehabilitative Behandlungsaspekte, die explizit auf die geriatrietypischen funktionellen Defizite abstellen, sind in der rehabilitativen Geriatrie (geriatrische Frührehabilitation und geriatrische Rehabilitation) integriert [vgl. BORCHELT ET AL., 2003, S. 3]. Grund-lage ist hier ein multidimensionales Behandlungskonzept auf der Grundlage eines umfassenden Assessments.

3.4 Geriatrische Screening- und Assessmentverfahren

Die Geriatrie kennt Screening-Verfahren und Assessment-Instrumente (vgl. THIEM ET AL. 2010). Screening-Verfahren dienen der Detektion geriatrischer Patienten in einem umschrieben Zeitrahmen. Ein klassisches Verfahren ist das geriatrische Screening nach LACHS [1990]. Das Screening umfasst 15 Problembereiche bzw. Items, die im Rahmen einer strukturierten Anamneseerhebung innerhalb von ca. zehn Minuten erhoben werden können und die Notwendigkeit für eine umfangreichere Diagnostik anzeigen [vgl. KNAUF, 2011] und insofern einem ausführlichen Assessment vorgeschaltet werden kann (2-stufiges Verfahren). Einzelne Instrumente dienen der Erkennung spezifischer Aspekte oder Erkrankungsmuster. Als Beispiel sei die Confusion Assessment Method [vgl. LORENZL ET AL., 2012] zur Erkennung akuter Verwirrtheitszustände (Delir) benannt, die auch für die Notaufnahme Bedeutung bei dementen Patienten hat.

Neben den geriatrischen Screening-Verfahren existiert das sogenannte Geriatrische Basisassessment bzw. umfassendes geriatrisches Assessment. Dieses wurde von der Arbeitsgruppe Geriatrisches Assessment vorgeschlagen. Es umfasst die Kombination der nachfolgenden Verfahren und Instrumente: Geriatrisches Screening nach LACHS, BARTHEL-Index nach MAHONEY & BARTHEL, Mini-Mental State Examination nach FOLSTEIN, Geriatrisches Depressionsskala nach YESAVAGE, Soziale Situation nach NIKOLAUS, Timed „Up & Go“ nach PODSIADLO & RICHARDSON, Motilitätstest "Balance & Gait" nach TINETTI, Clock Completion Test nach WATSON und Handkraft nach PHILIPPS [vgl. AGAST, 1997].

An dieser Stelle sollen die Instrumente nicht detailliert erläutert werden, aber darauf verwiesen werden, dass es sich in der Kombination der Verfahren um einen ganzheitlichen diagnostischen Prozess handelt, der von mehreren Berufsgruppen (Ärzte, Physiotherapeuten, Pflegekräfte, Sozialarbeiter etc.) vorgenommen wird, um die individuellen Problemfelder eines geriatrischen Patienten aufzudecken und messbar zu machen. Es handelt sich um ein durchaus aufwändiges Verfahren mit einem Zeitansatz von 30-60 Minuten. Wichtig ist es zu benennen, dass eine auf der Basis eines geriatrischen Assessments durchgeführte multimodale, berufsgruppenübergreifende Behandlung gegenüber einer herkömmlichen Krankenhausbehandlung sowohl eine signifikante Reduktion der Mortalität binnen sechs Monaten nach Entlassung, als auch den Verbleib im eigenen häuslichen Rahmen nach zwölf Monaten nach stationärer Behandlung ermöglicht. Das geriatrische Assessment hat für den geriatrischen Patienten somit Einfluss auf Überleben und funktionellen Status bzw. selbstständiger Lebensführung, wie aufgrund eines COCHRANE Reviews auf der Basis von 22 Studien und etwa 10.000 Patienten abgeleitet werden konnte [vgl. ELLIS ET AL., 2011].

Vor dem Hintergrund des anzunehmenden hohen Bevölkerungsanteils geriatrischer Patienten stellt sich die Frage nach der Auswahl geeigneter Patienten gerade in der Situation der Notaufnahmen.

4 Soziodemographische Entwicklung

Nachfolgend soll auf Art und Umfang der notfallmedizinischen Behandlung mit dem Fokus auf die Situation in Berlin für altersmedizinische Patienten eingegangen werden.

4.1 Soziodemographische Entwicklung in Deutschland

Der mittlerweile etablierte Begriff der demographischen Alterung umfasst eine signifikante Steigerung des mittleren Lebensalters, insbesondere aber auch einen Anstieg des Anteils der älteren Bevölkerung. Gemäß Bevölkerungsprognosen wird die Altersgruppe der >65-Jährigen stieg von relativ 16,6 auf 20,7 Prozent bei Zunahme des Durchschnittsalters von 41 auf 43 Jahre bis in das Jahr 2030 ansteigen. Insbesondere die Gruppe der über 80-Jährigen stellt den am schnellsten wachsenden Anteil der deutschen Bevölkerung dar. Gerade in dieser Gruppe sind körperliche Einschränkungen und Behinderungen im Alltag sowie Hilfe- und Pflegebedarf häufig, so dass die Zahl von Patienten mit chronischen Erkrankungen und multimorbiden, geriatrischen weiter steigen wird [vgl. NOWOSSADEK, 2012].

4.2 Soziodemographische Entwicklung in Berlin

Die demographische Entwicklung zeigt für Berlin als städtischen Ballungsraum eine zum Teil dramatische Alterung an. Insbesondere die älteste Bevölkerungsgruppe stellt den dynamischsten und am stärksten wachsenden Bevölkerungsanteil dar. Im Zuge dessen besteht die Notwendigkeit der Erhöhung der geriatrischen Bettenzahlen auf derzeit 1600. Im Berliner Osten und Norden bestehen derzeit noch besondere Mängel

Der Berliner Senat hat eine gemäß die „Bevölkerungsprognose für Berlin und die Bezirke“ mit dem zeitlichen Horizont bis 2030 als Arbeits- und Planungsgrundlage für die Fachverwaltungen und Bezirke sowie die zukünftige Stadtentwicklung Berlins festgelegt. Man geht im Zeitraum 2012 bis 2030 von einem Bevölkerungszuwachs von etwa 254.000 Personen (7,2 Prozent) aus. Dieser soll bis 2020 zu 70 Prozent erreicht sein. Insbesondere die Gruppe der Hochbetagten (80 Jahre und älter) wird sich im Prognosezeitraum überproportional um ca. 120.000 Menschen bzw. 80 Prozent vergrößern. Die getroffenen

Annahmen werden im Krankenhausplan 2016 als valide angenommen [vgl. SENATSVERWALTUNG FÜR GESUNDHEIT UND SOZIALES BERLIN, 2014a, S. 19-20; SENATSVERWALTUNG FÜR STADTENTWICKLUNG UND UMWELT BERLIN, 2011, S. 3].

5 Notfallmedizinische Versorgung in Berlin

Gemäß der Einschätzung der Vorsitzenden der Berliner Krankenhausgesellschaft, Brit ISMER, hat die Berliner Kliniklandschaft in den vergangenen 20 Jahren relevante Anpassungen erfahren. Im Bundesvergleich weist Berlin mit 52 Krankenhausbetten je 10.000 Einwohner die zweitniedrigste Bettendichte bei zeitgleich zweitniedrigster Fallzahl je Einwohner auf. Auch der Case-Mix-Index liegt mit 1,22 an bundesweit zweiter Stelle, so dass auch eine hohe Produktivität vorliegt. Die Bettenauslastung liegt mit 82,3 Prozent sehr hoch und erreicht im Bereich der Geriatrie beinahe 100 Prozent [vgl. SENATSVERWALTUNG FÜR GESUNDHEIT UND SOZIALES, 2012].

5.1 Klinische Notfallmedizin und Notfallkrankenhäuser in Berlin

Von den 39 an der Berliner Notfallversorgung teilnehmenden Kliniken, sind mit nur einer Ausnahme interdisziplinär angelegt. Das Berliner Landeskrankenhausgesetz [vgl. SENATSVERWALTUNG FÜR JUSTIZ UND VERBRAUCHERSCHUTZ, 2011] regelt in § 27 unter anderem die kapazitäre Vorhaltung der Fachdisziplinen, Betreibung einer geeigneten zentralen Anlaufstelle für Notfallpatientinnen und -patienten in den Notaufnahmen, Durchführung einer Ersteinschätzung und die Aufnahme von Patienten im Rahmen der vorhandenen Kapazitäten aufzunehmen. Im Berliner Krankenhausplan werden dabei die für die Notfallversorgung vorgesehenen Krankenhäuser als Aufnahmekrankenhäuser bezeichnet. Diese werden wieder unterteilt in 33 Notfallkrankenhäuser und sechs Notfallzentren. Notfallkrankenhäuser verfügen im Minimalfall über die Fachabteilung Innere Medizin und Chirurgie, zusätzlich werden alle für eine 24-Stunden-Notfallversorgung benötigen Fachabteilungen (Anästhesiologie, Radiologie, Labormedizin, Blutdepot, psychiatrische Beratung) verbindlich vorgehalten. Die Notfallzentren sind auf höhere Patientenzahlen sowie Gesundheitsprobleme mit höherem Schweregrad eingestellt. Hier werden über den Rahmen der Notfallkrankenhäuser hinaus zusätzliche personelle Ressourcen und organisatorische Rahmenbedingungen vorgehalten [vgl. SENATSVERWALTUNG FÜR GESUNDHEIT UND SOZIALES BERLIN, 2011].

5.2 Inanspruchnahme der Notaufnahmen in Berlin

Nach Angaben des statistischen Bundesamtes wurde im Jahr 2012 ein Prozentsatz von 42% aller Krankenhauspatientinnen und –patienten (absolut 7,5 Millionen) als Notfall vollstationär in ein Krankenhaus aufgenommen. Zu den führenden Behandlungs-anlässen zählten Morbiditäten des Kreislaufsystems, Verletzungen und Vergiftungen. Gemäß Erhebungen aus 2011 werden in den deutschen Notaufnahmen etwa 22 Millionen Patienten pro Jahr behandelt. Bei den übrigen handelt es sich im Wesentlichen um reguläre ärztliche Einweisungen (absolut 9,2 Millionen). Daneben kommen mit jeweils 600.000 Fällen noch Geburten und Verlegungen zum Tragen [vgl. SCHÖPKE & PLAPPERT, 2011; vgl. STATISTISCHES BUNDESAMT, 2014].

Betreffend die Inanspruchnahme kommt die Deutsche Krankenhausgesellschaft gemeinsam mit der Deutschen Gesellschaft Interdisziplinäre Notfallaufnahme (DGINA) zu dem Ergebnis, dass ein großer Teil der Notfall-Inanspruchnahmen nicht in den Notaufnahmen zu versorgen sei. Von den acht Millionen Notfallpatienten erhielten ca. 30 Prozent eine allgemeine Notfallbehandlung ohne Krankenhausbedürftigkeit, weitere 20 Prozent erhielten eine fachspezifische Notfallbehandlung, die nach Einschätzung der beiden Gesellschaften auch im vertragsärztlichen Bereich (z.B. ärztlicher Bereitschafts-dienst) erbracht werden kann. Zeitgleich werden die hohen Fallkosten der Notaufnahmen (120 EUR) in Relation zu den Erlösen je ambulantem Fall (32 EUR) beanstandet [vgl. DEUTSCHES ÄRZTEBLATT, 2015].

Die Behandlungszahlen weisen vergleichbar zu den bundesweiten Trends eine deutliche Zunahme der Inanspruchnahme von Notaufnahmen erkennen. Für die Charité Universitätsmedizin Berlin ließ sich 2007 - 2010 eine Steigerung 176.000 auf 207.000 jährliche Kontakte nachweisen, von denen wiederum ca. 40% einer Konversion in stationären Aufnahmen entsprechen [vgl. ARBEITSKREIS INTERDISZIPLINÄRE NOTAUFNAHMEN UND NOTFALLMEDIZIN, 2011, S. 12-13]. Ein großes Problem stellen vor allem die wachsenden Fallzahlen dar. Im Zeitraum von 2008 bis 2012 ließ sich eine Steigerung der Fallzahlen der Notaufnahmen um 19 Prozent (auf absolut 1,2 Millionen Patienten) verzeichnen [vgl. ÄRZTEZEITUNG, 2014].

5.3 Wachsende Inanspruchnahme geriatrischer Patienten in den Notaufnahmen

Bekanntermaßen ist für die Situation in Deutschland ein stetiger Zuwachs an alten, oft chronisch kranken und multimorbiden Patienten zu verzeichnen [vgl. NOWOSSADECK, 2012]. Aufgrund der demographischen Entwicklung wird bis in das Jahr 2030 mit einer ungefähren Verdopplung der Zahl der über 80-Jährigen in Berlin bis zum Jahr 2030 ausgegangen werden [vgl. ARBEITSKREIS KLINISCHE GERIATRIE DER ÄRZTEKAMMER BERLIN, 2010, S. 5]. Die Geriatrie weist als Fachdisziplin in Deutschland den zweithöchsten Anstieg der stationären

Krankenhausbehandlungsfälle auf [vgl. BUNDESVERBAND GERIATRIE, 2010, S. 12-37]. Der Zuwachs wurde im zeitlichen Intervall 2002 - 2007 auf 23 Prozent beziffert [vgl. STATISTISCHES BUNDESAMT, 2011a, S. 27; 2011b, S. 34]. Bei zeitgleichem Bestreben nach Reduktion der stationären Bettenzahlen ist die Zahl der Notfallzuführungen dennoch steigend [vgl. SCHÖPKE, 2011]. Der Anteil der älteren Patienten in den Notaufnahmen ist bundesweit nicht exakt bekannt, jedoch aufgrund einzelner Erhebungen ableitbar. GROENING und Kollegen gehen von einem Anteil von etwa 30 % über 70-Jähriger (absolut: jährlich 7 Millionen) bezogen auf alle Notfallpatienten aus. Mit Hinblick auf die steigende Lebenserwartung wird trotz potenzieller Zunahme der krankheitsfreien Lebensspanne die Nachfrage nach qualifizierter spezialisierter geriatrische Versorgung auch in den Notaufnahmen zunehmen [vgl. GROENING ET AL., 2013].

6 Handlungsbedarf stationäre geriatrische Notfallversorgung

Anhand der bisherigen Darstellung kann ein Handlungsbedarf für geriatrische Patienten in der stationären Notfallversorgung gesehen werden und soll hier nochmals unter mehreren Gesichtspunkten betrachtet werden.

6.1 Verfügbarkeit geriatrisch qualifizierter Mediziner

Aufgrund von Erhebungen des Kompetenz-Centrums Geriatrie wurde eine Zahl von 2.086 geriatrisch qualifizierten Ärztinnen und Ärzte in Deutschland im Jahr 2007 beziffert. Wie in Tabelle 3 gezeigt wird, waren je 100.000 Einwohner somit 2,6 geriatrisch weitergebildete Mediziner tätig, in Berlin waren dies 3,6 je 100.000 Einwohner (absolut 227 Ärztinnen und Ärzte). In Tabelle 3 werden die Zahlen nochmals aufgeführt und insbesondere auch Vergleiche mit anderen Bundesländern aufgezeigt.

	Fachärzte für Innere Medizin und Geriatrie	Fachärzte für Innere Medizin mit Schwerpunkt Geriatrie	Ärzte mit Zusatz-Weiterbildung Geriatrie	Geriatrische Weiterbildung gesamt	je 100 000 Einwohner	Weiterbildungs-berechtigte	je 1 000 Klinikärzte
Baden-Württemberg	k.A.	k.A.	k.A.	k.A.*	k.A.	71	4,0
Bayern	0	0	227	227	1,8	77	3,5
Berlin	20	2	104	126	3,6	39	5,4
Brandenburg	15	2	27	44	1,8	18	4,8
Bremen	0	0	7	7	1,1	4	2,6
Hamburg	0	0	65	65	3,6	14	3,0
Hessen	k. A.	k. A.	k. A.	k. A.**	k. A.	39	4,1
Mecklenburg-Vorpommern	0	0	54	54	3,3	18	5,6
Niedersachsen	2	0	224	226	2,9	26	2,2
Nordrhein-Westfalen	2	0	897	899	5,0	117	3,6
Rheinland-Pfalz***	0	1	62	63	1,6	16	2,5
Saarland	0	0	22	22	2,2	8	4,0
Sachsen	2	0	91	93	2,3	25	3,4
Sachsen-Anhalt	10	8	41	59	2,6	19	4,6
Schleswig-Holstein	0	0	217	217	7,6	28	6,0
Thüringen	3	0	44	47	2,1	7	1,7
Deutschland gesamt	**54**	**13**	**2 082**	**2 149**	**2,6**	**526**	**3,7**

Tabelle 3: Geriatrisch qualifizierte Ärzt-innen und Ärzte in Deutschland [PIPPEL ET AL., 2014, S. 10]

An dieser Stelle soll nicht auf die in den landesspezifischen Weiterbildungsordnungen festgehaltenen Differenzierungen in Zusatzweiterbildungen, Schwerpunkte und Gebietsbezeichnungen explizit differenziert werden, es soll jedoch festgestellt werden, dass die Zahlenrelationen als keinesfalls bedarfsgerecht bezüglich einer geriatrischen Versorgung der Bevölkerung eingeschätzt werden [vgl. PIPPEL ET AL., 2014] und somit auch für die Versorgung geriatrischer Notfallversorgung der Kliniken eine personelle Mangelsituation anzunehmen ist.

6.2 Potenzielles Konfliktfeld Geriatrie und Notfallmedizin

Geriatrische Patienten tragen ein hohes Risiko in den Notaufnahmen vorstellig werden zu müssen. Bei diesen besteht eine zeitgleich hohe Wahrscheinlichkeit zur Notwendigkeit der stationären Aufnahme. Nach Entlassung besteht ein besonderes Risiko der zeitnahen Wiederaufnahme über die Notaufnahme (Risiko verdoppelt gegenüber jüngeren Patienten), des funktionellen Verlusts und einer erhöhten Mortalität. In der Notaufnahmesituation wird für ältere Patienten signifikant mehr Zeit benötigt. Die Aufenthalts- und Wartedauern in den Notaufnahmen sind für ältere Patienten erhöht. Eine besonders vulnerable Gruppe stellen Bewohner von Pflege-inrichtungen dar [vgl. CERNIC ET AL., 2013, S. 107-108].
Zudem sind geriatrische Patienten in besonderer Weise dem Risiko einer inadäquaten Versorgung und einem ungünstigeren Behandlungsverlauf ausgesetzt [vgl. SINGLER & HEPPNER, 2012]. Die Ursachen liegen in der Kombination des Vorliegens von Multimorbidität, der untypischen Krankheitspräsentation sowie zusätzlichen funktio-nellen Störungen und kognitiven Einschränkungen. Exemplarisch sei auf die zum Teil deutlich schlechtere Realisation von Schmerzen bei geriatrischen Patienten und die Unterversorgung von dementen Patienten mit Schmerzmedikamenten verwiesen [vgl. BASLER ET AL., 2004; vgl. MORRISON & SIU, 2000].
In der Summe ergibt sich eine zum Teil deutlich schlechtere Wahrnehmung für akute gesundheitlich Störungen bei Fehlen einer ganzheitlichen Sichtweise in den Notaufnahmen. Die Anwendung geeigneter Instrumente bereits für die geriatrische Notaufnahmesituation erscheint naheliegend.

6.3 Herausforderung geriatrische Patienten in Notaufnahme

Die notfallmedizinische Versorgung in den zentralen Notaufnahmen und Rettungsstellen ist durch ein besonderes Konfliktfeld bei defizitärer Finanzierungssituation mit begrenzten Ressourcen, Notwendigkeit zu rascher Entscheidungsfindung bei allgemein sinkenden Bettenkapazitäten jedoch zunehmender Inanspruchnahme der Notaufnahmen gekennzeichnet [vgl. BERLINER KRANKENHAUS-GESELLSCHAFT MBH, 2014; vgl. ÄRZTEBLATT, 2015].

Die Deutsche Gesellschaft Interdisziplinäre Notfallaufnahme (DGINA) verzeichnet aufgrund Daten des Statistischen Bundesamtes [vgl. DGINA, 2011], im Zeitraum 2005 bis 2008 eine Zunahme um 16,6 % bezüglich stationär behandelter Notfallpatienten in deutschen Kliniken. Hieraus lässt sich ein wachsender Bedarf an Patienten, insbesondere auch an altersmedizinischen Patienten ableiten.

Altersmedizinische Patienten stellen besondere bzw. erhöhte Anforderungen an den medizinisch-diagnostischen, den pflegerischen und den organisatorischem Aufwand in der Notfallbehandlung. Bei etwa 40 Prozent aller geriatrischen Patienten besteht neben körperlichen Erkrankungen eine Demenz als zusätzliches Problem in der Notaufnahmesituation [ARBEITSKREIS KLINISCHE GERIATRIE DER ÄRZTEKAMMER BERLIN, 2010, S. 6]. Diese Konstellationen erfordern spezifische Handlungsbedarfe, die nachfolgend aufgeführt werden sollen.

6.4 Anpassungsmaßnahmen für geriatrisch ausgerichtete Notfallaufnahmen

Die für die stationären Notaufnahmen im Besonderen zuständige Fachgesellschaft DGINA sieht insgesamt drei Handlungsfelder als vordringlich an:

A. Die Datenlage zum Thema „Der ältere Patient in der Notaufnahme" ist unzureichend und muss verbessert werden.

B. Für geriatrische Risikopatienten (auch demente Patienten) müssen valide und standardisierte Screening-Instrumente in den Notaufnahmen zu deren Identifikation etabliert werden.

C. Die klinischen Abläufe müssen im Sinne von Interventionsstrategien für identifizierte Risikopatienten verbessert werden.

D. Spezifische geriatrische Qualifikationen und Weiterbildungsinhalte müssen auf Grundlage internationaler Empfehlungen für den ärztlichen und pflegerischen Dienst der Notaufnahmen definiert und etabliert werden [vgl. DGINA, 2013; vgl. SINGLER & HEPPNER, 2012, S. 255-264].

ISAK empfiehlt darüberhinaus zur altengerechten Strukturierung von Notfallaufnahmen die Etablierung eines altengerechten Triage-Systems, Entscheidungen auf der Basis von Patientenwillen und funktionellem Status unter Vermeidung von Altersstigmatisierung, Implementierung von Delirdetektion und –behandlung, Maßnahmen zur Vermeidung potenziell inadäquaten Medikamenten sowie eine altengerechte Struktur von Notaufnahmen [vgl. ISAK, 2013, S. 316-317].

6.5 Anforderungen aus dem Krankenhausplan Berlin 2016

Die stationäre Notfallversorgung stellt eine Kernaufgabe des aktuellen Berliner Krankenhausplans dar und wird im neu zu verabschiedenden Plan 2016 fortgeschrieben. Die Notfallkrankenhäuser und Notfallzentren sollen als entscheidende Träger sektorenübergreifender Versorgung von Notfällen als eigenständige Abteilungen mit eigener ärztlicher und pflegerische Leitung mit jeweils eigenem Personalstamm geführt werden. Der interdisziplinäre Ansatz soll dabei weiter verfolgt werden [vgl. SENATSVERWALTUNG FÜR GESUNDHEIT UND SOZIALES BERLIN, 2014a, S. 9-10].

Die gemäß Krankenhausplan 2010 als fakultativ bewertet Einbindung geriatrischer Kompetenz in den Notaufnahmen wird in dessen Novelle verpflichtend. Für die Situation der Notaufnahmen wird eine Ausstattung der Kliniken mit geriatrischer Expertise gefordert, um bereits initial korrekte „Behandlungspfade“ (fachkompetente Allokationsentscheidung) für geriatrische Patienten vorzuhalten [vgl. ARBEITSKREIS KLINISCHE GERIATRIE DER ÄRZTEKAMMER BERLIN, 2010, S. 4 & 11]. Der neu zu verabschiedende Krankenhausplan 2016 sieht vor dem Hintergrund des Bedarfs an geriatrischer Expertise zum Erhalt einer „qualitativ hochwertigen geriatrischen Versorgung“ die Implementierung geeigneter Abläufe in den Notaufnahmen vor [vgl. SENATSVERWALTUNG FÜR GESUNDHEIT UND SOZIALES BERLIN, 2014a, S. 11]. Es wird daher im zukünftigen Krankenhausplan ein Konzept für alle Notfallkrankenhäuser unter Berücksichtigung der hausindividuellen Besonderheiten zur Erst- und Weiterversorgung geriatrischer Patientinnen und Patienten gefordert. Dies ist bislang nicht etabliert [vgl. BACH ET AL., 2015].

Bei zeitgleicher stetiger Zunahme geriatrischer Patientenvorstellungen in den stationären Notaufnahmen der Stadt Berlin sowie zeitgleichem personellen Mangel an Geriatern stellt sich die Frage, wie der adäquaten Versorgung altersmedizinischer Patienten in den Berliner Notaufnahmen hinreichend entsprochen werden kann. Hierzu ist es unter anderem notwendig die verwendeten Triage-Systeme näher zu betrachten.

6.6 Kritik etablierter Triage-Systeme für geriatrische Patienten

Validierte Triage-Systeme stellen heute integrale Bestandteile moderner Notaufnahmen dar und tragen elementar zur Patientensicherheit bei und dienen der Ablauforganisation. Eine zentrale Aufgabe ist die Priorisierung von Notaufnahmekonsultationen bei hoher Inanspruchnahme. Grundsätzlich sind etablierte allgemeine Triage-Systeme wie der ESI auch auf den geriatrischen Patienten anwendbar.

Bereits 2007 wurde von BAUMANN und Kollegen die Validität des ESI für Patienten im Alter über 65 Jahren gezeigt [vgl. BAUMANN ET AL., 2007]. In einer Arbeit von PLATT-MILLS ET AL. [2010] konnte allerdings für einen Anteil von mehr als 50 Prozent der Patienten ab 65 Jahren eine restrospektiv zu niedrige Triagierungsstufe gefunden werden. Bei GROSSMANN wurde dies nochmals bestätigt. Trotz grundsätzlich guter Reliabilität und Validität des ESI auch für ältere Patienten konnte gezeigt werden, dass ein Risiko dahingehend besteht, diese Patienten einer zu niedrigen Triagierungsstufe zuzuordnen mit der Gefahr zeitliche

Behandlungsverzögerungen hervorzurufen. Ursächlich ist in erster Linie die asymptomatische Präsentation auch vielfach schwerer Krankheitsbilder bei älteren Patienten, die etwa 20 Prozent der geriatrischen Notaufnahmepatienten betrifft. Zusätzliche Gründe liegen in kommunikativen Defiziten aufgrund kognitiver Defizite [vgl. GROSSMANN ET AL., 2012; vgl. SINGLER ET AL., 2011].

Neben des Problems der Untertriagierung und der damit einhergehenden potenziellen Gefährdung geriatrischer Patienten muss angemerkt werden, dass deren Besonderheiten (z.B. Verlust von Autonomie im Kontext von Akuterkrankung, kognitive Defizite, funktionelle Störungen) in den klassischen Notfall-Triage-Systemen nicht erfasst sind. Insofern stellt sich für den wachsenden Anteil älterer Patienten in Notaufnahmen die Frage nach geeigneten Erfassungsmöglichkeiten geriatrischer Problemfelder und der Einbindung geriatrischen Sachverstands.

7 Geriatrische Screening-Instrumente in Notaufnahmen

Um dem geriatrischen Patienten hinreichend gerecht zu werden, wurden differenzierte Instrumente des Screenings und als Assessmentelemente entwickelt. Bezüglich eines solchen Vorgehens ist zu fordern, dass ein Screening mit einem umschriebenem Zeitumfang und dennoch zuverlässig erfolgen sollte. Das klassische geriatrische Screening-Instrument stellt das geriatrische Screening nach Lachs mit einem Zeitansatz von ca. zehn Minuten dar [Lachs et al., 1990]. Das eingangs erwähnte umfassende geriatrische Assessment zeichnet sich aufgrund der Notwendigkeit der Einbindung mehrerer Berufsgruppen sowie eines hohen Zeitansatzes als ressourcenintensiv dar und erscheint für den Einsatz in der Notaufnahme nicht geeignet [vgl. THIEM ET AL., 2012]. Dennoch sind einige Instrumente als Screening auch für die Notaufnahmesituation entwickelt worden, die nun explizit dargestellt werden sollen.

7.1 Identification of Seniors at Risk

Das Screening-Instrument „Identification of Seniors at Risk“ (ISAR-Screener) wurde von der Kanadischen Arbeitsgruppe um MCCUSKER entwickelt [vgl. MCCUSKER ET AL., 1999]. Es besteht aus einem aus sechs dichotom zu beantwortenden Fragen, die sich auf vorbestehenden Hilfebedarf, akute Zunahme an Hilfebedarf, vorangegangene Hospitalisation, sensorische und kognitive Einschränkungen sowie Mehrfachmedikation beziehen. Der Einsatz des Instruments wird mit einem Zeitansatz von fünf Minuten je Patient veranschlagt und für die Notaufnahmesituation als praktikabel gehalten. Bei einem positiven Screening (ab 2 positiven Fragen) besteht die Empfehlung zu einem ausführlichen geriatrischen Assessment [vgl. GRAF ET AL., 2010]. Zusätzlich ist im ISAR-Konzept ein geriatrisches Management vorgesehen, wenn ein Patient des-orientiert erscheint oder ein geriatrisches Syndrom Anlass der Konsultation ist (siehe Abbildung 2) [vgl. THIEM ET AL., 2012].

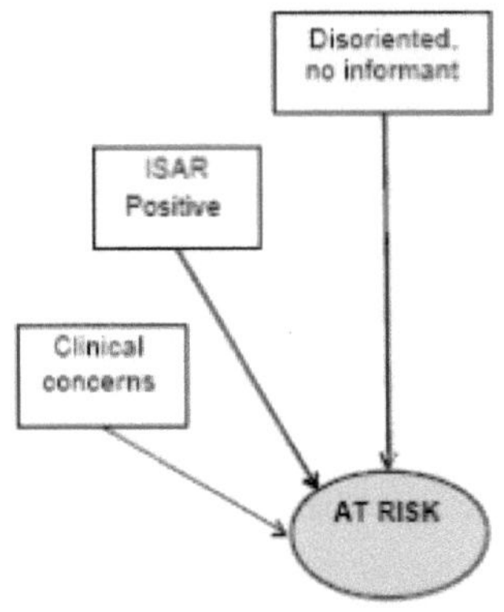

Tab. 1 Notaufnahmescreening „Identification of Seniors at Risk" (ISAR). (Adaptiert nach [35])		
Bitte jede Frage mit Ja oder Nein beantworten		
Hilfebedarf 1. Waren Sie vor der Erkrankung oder Verletzung, die Sie in die Klinik geführt hat, auf regelmäßige Hilfe angewiesen?	□ Ja □ Nein	1 0
Akute Veränderung des Hilfebedarfs 2. Benötigten Sie in den letzten 24 Stunden mehr Hilfe als zuvor?	□ Ja □ Nein	1 0
Hospitalisation 3. Waren Sie innerhalb der letzten 6 Monate für einen oder mehrere Tage im Krankenhaus?	□ Ja □ Nein	1 0
Sensorische Einschränkung 4. Haben Sie unter normalen Umständen erhebliche Probleme mit dem Sehen, die nicht mit einer Brille korrigiert werden können?	□ Ja □ Nein	1 0
Kognitive Einschränkung 5. Haben Sie ernsthafte Probleme mit dem Gedächtnis?	□ Ja □ Nein	1 0
Multimorbidität 6. Nehmen Sie pro Tag sechs oder mehr verschiedene Medikamente ein?	□ Ja □ Nein	1 0
	Summe:	__
Dieser Fragebogen sollte durch das Personal gemeinsam mit dem Patienten (Alter ≥75 Jahre) oder seiner Bezugsperson ausgefüllt werden. Das Screening gilt als positiv, wenn 2 oder mehr Punkte erreicht werden.		

Abbildung 2: Identification of Seniors at Risk [THIEM ET AL, 2012]

7.2 Triage Risk Screening Tool (TRST)

Das TRST besteht wie der ISAR auch aus einem Fragebogen mit sechs Fragen. Es macht Aussagen zur Wahrscheinlichkeit von Wiederaufnahme, Langzeitpflegebe-dürftigkeit (positive Prädiktion) und Macht Aussagen zu funktionellen Defiziten [vgl. SINGLER & HEPPNER, 2013, S. 170-171].

7.3 Der Silvercode

Der Silvercode ist ein 2010 entwickeltes und validiertes Instrument, das auf administrativen Daten beruht. Zu den erfassten Parametern zählen das numerische Alter, das Geschlecht, der Familienstand, vorhergehende Klinikaufenthalte unter Diagnoseberücksichtigung sowie die Zahl der Dauermedikamente. In seiner Gesamtheit macht der Silvercode eine Aussage dazu, ob ein Patient von einer Aufnahme in die Akutgeriatrie profitieren könnte [vgl. PINTER ET AL., 2013, S. 171-172].

7.4 InterRAI Emergency Screener

Dieses von der InterRAI Gruppe entwickeltes Instrument dient der Identifikation von altersmedizinischen Patienten mit komplexen medizinischen Bedarfen und somit Notwendigkeit für spezialisierte geriatrische Versorgung. Das interRAI Assessment Akutmedizin (interRAI - AC) wird insbesondere ergänzt um ein Notaufnahmescreening (Emergency Department - Screener), bei der gebrechliche ältere Patienten im Akutkrankenhaus die Zielgruppe sind. Es geht um elektronische Dokumentation und evidenzbasierte Entscheidungsfindung [vgl. AFGIB, 2011b].

7.5 Weitere Screening-Instrumente

Neben den oben genannten Instrumente existieren das Triage Risk Screening Tool (TRST), das Minimum Geriatric Screening Tool (MGST), das Brief Risk Identification for Geriatric Health Tool (BRIGHT) und der Short Blessed Test (SBT). Im Süddeutschen Raum wurde zusätzlich der Screener der Ärztlichen Arbeitsgemeinschaft zur Förderung der Geriatrie in Bayern (AfGiB) entworfen [vgl. AfGiB, 2011A; vgl. GEYER, 2011, S. 27].

7.6 ISAR-Screening als Konsens der geriatrischen Fachgesellschaften

Auch für das Setting der stationären Notaufnahme existieren spezifische Instrumente, die der dortigen Situation angepasst sind, jedoch kein umfassendes geriatrisches Assessment darstellen. Es ist hervorzuheben, dass es bislang keinen fachlichen Konsens bzw. eindeutige Empfehlung für die Anwendung eines bestimmten Screening-Instruments gefunden wurde.

Das ISAR-Instrument wird vor dem Hintergrund der bereits gut dokumentierten Validität, bereits erfolgter und publizierter Implementierungen sowie bestehender Kosten-Nutzen-Analysen als besonders vielversprechend angesehen. Entsprechend wurde in Deutschland von den führenden Fachgesellschaften Bundesverband Geriatrie (BVG), der Deutschen Gesellschaft für Gerontologie und Geriatrie (DGGG) und der Deutschen Gesellschaft für Geriatrie (DGG) die Erprobung und Implementierung des von McCusker erstellten Instruments ISAR in einem gemeinsamen Positionspapier für 70-Jährige und ältere empfohlen [vgl. Thiem et al., 2012].

8 Zusammenfassung, Diskussion und Ausblick

Vor dem Hintergrund des demographischen Wandels stellt die Gruppe der alten Patienten, insbesondere der Hochbetagten, eine besondere Zielgruppe im Kontext der Gesundheitsversorgung dar. Einerseits besteht für diese Bevölkerungsgruppe ein äußerst dynamischer Prozess mit einer zu erwartenden prozentualen Steigerung des Bevölkerungsanteils, andererseits stellen alte und hochbetagte Patienten aus medizinischer Sicht eine besondere Risikogruppe dar, die spezifische Bedarfe im Gesundheitssystem haben [vgl. Christ et al., 2010].

Mit Hinblick auf die eingangs formulierte Fragestellung wird deutlich, dass die Leistungserbringung der Notaufnahmen in Deutschland und auch in der Situation der Bundeshauptstadt vor besondere Herausforderungen gestellt ist.

Die zeitgleiche Zunahme der Leistungserbringung mit signifikanter Steigerung der Fallzahlen notfallmedizinischer Patienten (plus 19 Prozent 2008 - 2012) auf zuletzt 1,2 Millionen Behandlungsfälle bei zeitgleichem Finanzierungsdefizit [vgl. Ärzteblatt, 2014, 2015] und kontinuierlichem Anstieg des Anteils auf geriatrischer Patienten (Prognose bis 2030: 30 Prozent) [vgl. Groening et al., 2013] stellt die interdisziplinär und qualitative hochwertig ausgerichtete Arbeit und die verwendeten Triage-Systeme vor immense Herausforderungen.

In der Novelle des Krankenhausplans Berlin 2016 wird in Übereinstimmung mit den Forderungen der Fachgesellschaften eine explizite Implementierung von geriatrischen Screening und geriatrischen Behandlungspfaden nach dessen Verabschiedung gefordert werden [vgl. Senatsverwaltung für Gesundheit und Soziales Berlin, 2014a, S. 9-10].

Es ist derzeit aufgrund der unzureichenden Verfügbarkeit von geriatrisch weiter-gebildeten Ärzten mit für Berlin 3,6 pro 100.000 Menschen [vgl. Pippel et al., 2014, S. 10] unstrittig, dass geriatrische Patienten nicht uneingeschränkt von Geriatern in den Notaufnahmen versorgt werden können. Bisher sind die Notaufnahmen in Berlin nicht auf die zukünftigen Anforderungen des Krankenhausplans Berlin 2016 bezogen auf die geriatrischen Aspekte ausgerichtet [vgl. Bach et al., 2015].

Insofern drängt sich im Rahmen übergreifender Überlegungen die Frage nach der Umsetzbarkeit auf. Die Anwendung von fünf-stufigen Ersteinschätzungsinstrumenten (MTS, ESI) ist für die Notaufnahmen in Deutschland etabliert und gilt zunächst als zuverlässig [vgl. CHRIST ET AL., 2010]. Gerade für die wachsende Gruppe oft schwierig einzuschätzender altersmedizinischer Patienten weisen die eingesetzten Instrumente bei einem hohen Anteil von Patienten Schwächen auf, die zur Untertriagierung führen [vgl. PLATT-MILLS ET AL., 2010]. Zudem können geriatrische Behandlungsbedarfe (Delir, funktionelle Einschränkungen) nicht hinreichend erfasst werden. Die Folgen sind potenzielle Fehlbelegung von Patienten in nicht-geriatrische Abteilungen mit erhöhter Wiederaufnahme-Rate, langfristigen Versorgungsstörungen und erhöhter Mortalität [vgl. ELLIS ET AL., 2011; vgl. ARBEITSKREIS KLINISCHE GERIATRIE DER ÄRZTEKAMMER BERLIN, 2010, S. 10-11].

Insofern sind Screening-Verfahren, die geriatrische Patienten mit Behandlungsbedarf detektieren, aber geringen Ressourcen-Aufwand bedeuten gefordert. Es konnte deutlich werden, dass international diverse Screening-Tools für die Notaufnahmen existieren, in Deutschland für das Instrument „Identification of Seniors at Risk" (ISAR) ein Konsens der geriatrischen Fachgesellschaften DGG, DGGG und BVG besteht [vgl. THIEM ET AL., 2012]. Kritisch muss hier angemerkt werden, dass die potenzielle Einigung auf ein Detektions-Instrument lediglich einen Aspekt im Management der geriatrischen Notfall-Versorgung darstellt.

Daneben sind vielfältige den Aufnahmekrankenhäusern in Berlin zugeordneten Maßnahmen (z.B. Entwicklung von Behandlungspfaden) keinesfalls berücksichtigt. Insbesondere ist nicht für jedes Aufnahmekrankenhaus die Vorhaltung einer geriatrischen Fachabteilung mit einer entsprechenden internen Expertise gegeben [eigene Recherche]. Somit stellt sich den Kliniken die Frage, wie die zu erwartende hohe Zahl von altersmedizinischen Notaufnahmefällen mit positivem Screening verfahren werden soll. Im gesundheitspolitischen Symposium unter Beteiligung führender regionaler und überregionaler Sachverständiger im Januar 2015 [vgl. BACH ET AL., 2015] konnte hier keine Antwort gefunden werden. Es wurde jedoch deutlich, dass trotz Erweiterung der geriatrischer Krankenhausbetten keine hinreichenden Ressourcen für explizite geriatrische Behandlung aller zur Verfügung stehen wird.

Weiterführende Fragen schließen sich an die Qualifikation der regelhaft in den Notaufnahmen tätigen Ärzte an. Für die im Oktober 2014 originär eingeführte ärztliche Zusatzbezeichnung „Klinische Notfall- und Akutmedizin" könnten diese spezifischen geriatrischen Kenntnisse von besonderer Bedeutung sein.

Die aufgrund der Novellierung des Krankenhausplans 2016 angestoßenen Herausforderungen müssen letztlich auch im komplexen Kontext der interdisziplinären Arbeit der Notaufnahmen selbst, der Abgrenzung des stationären zum ambulanten Sektor und vielfältiger übergeordneter Aspekte betrachtet und angegangen werden.
Zu den im Kontext der geriatrischen Notfallversorgung vielfältigen und komplexen Problemen sollten mit dieser Arbeit einige Aspekte beleuchtet werden und eine Grundlage für weitere Überlegungen geboten werden.

IV Literaturverzeichnis

ARBEITSGRUPPE GERIATRISCHES ASSESSMENT, AGAST. (1997): *Geriatrisches Basisassessment: Handlungsanleitungen für die Praxis. 2., aktualisierte Auflage.* MMV, München.

ARBEITSKREIS INTERDISZIPLINÄRE NOTAUFNAHMEN UND NOTFALLMEDIZIN (2011): *Nachhaltige und dauerhafte Verbesserung der Qualifikation der in der Notfallversorgung in Berlin tätigen Ärztinnen und Ärzte.* *http://www.aerztekammer-berlin.de/10arzt/AEKB-Konzept_Notfall_Stand_12_12_2011.pdf, abgerufen am 18.01.2015.*

ARBEITSKREIS KLINISCHE GERIATRIE DER ÄRZTEKAMMER BERLIN. (2010): *Geriatriekonzept Berlin 2010.* http://www.kcgeriatrie.de/downloads/gk_berlin.pdf, abgerufen am 18.01.2015.

ÄRZTEKAMMER BERLIN. (2014a): *Die wichtigsten Änderungen aus dem 10. Nachtrag zur Weiterbildungsordnung der Ärztekammer Berlin.* http://aekb.de/10arzt/15_Aerztliche_Weiterbildung/10_wbo/Highlights_10-Nachtrag.pdf, abgerufen am 20.02.2015.

ÄRZTEKAMMER BERLIN (2014b): *Weiterbildungsordnung der Ärztekammer Berlin. zuletzt geändert durch den 10. Nachtrag vom 11. Juni 2014.* http://aekb.de/10arzt/15_Aerztliche_Weiterbildung/10_wbo/00_WbO_2004_inkl_1_bis_10_Nachtrag.pdf, abgerufen am 19.01.2015.

ÄRZTEZEITUNG. (2014): *Krankenhausplan: Berlin will Klinikkapazitäten aufstocken.* http://www.aerztezeitung.de/extras/druckansicht/?sid=86721, abgerufen am 05.01.2015.

ÄRZTLICHE ARBEITSGEMEINSCHAFT ZUR FÖRDERUNG DER GERIATRIE IN BAYERN , AFGIB. (2011a): *Geriatrisches Screening bei Klinikaufnahme gemäß Bayerischem Fachprogramm Akutgeriatrie.* http://afgib.de/Service___Downloads/GSK_ohne_Text.pdf, abgerufen am 31.01.2015.

ÄRZTLICHE ARBEITSGEMEINSCHAFT ZUR FÖRDERUNG DER GERIATRIE IN BAYERN, AFGIB. (2011b): *Gründungstreffen des interRAI Netzwerks.* http://afgib.de/content//index.php?option=com_content&task=view&id=545&Itemid=18, abgerufen am 31.01.2015.

BACH, I.; CZAJA, M.; HOFFMEISTER, H.M.; JONITZ, G.; SCHICK, J.; MEESEN, A.; MÖCKEL, M.; GÖING, O.; HILF, E. (2015): *Notaufnahmen als Schlüsselelement in der Akutversorgung älterer Patienten zwischen Maximaltherapie, geriatrischer Belegung und ambulanter*

Versorgung. Gesundheitspolitische Diskussion. 15. Kardiologie Symposium am 16.01.2015, Berlin.

BASLER, H. D., HESSELBARTH, S.; SCHULER, M. (2004)*: Schmerzdiagnostik und -Therapie in der Geriatrie. Teil I: Schmerzdiagnostik.* Der Schmerz **18**: 317-326.

BAUMANN, M. R.; STROUT, T. D. (2007): *Triage of geriatric patients in the emergency department: validity and survival with the Emergency Severity Index.* Ann Emerg Med 49: 234-240.

BERLINER KRANKENHAUSGESELLSCHAFT. (2014): *Zahlen, Daten, Fakten.* http://www.bkgev.de, abgerufen am 19.01.2015.

BORCHELT, M.; KOLB, G.; LÜBKE, N. ET AL. (2003): *Abgrenzungskriterien der Geriatrie.* http://www.bag-geriatrie.de, abgerufen am 13.02.2015.

BUNDESVERBAND GERIATRIE E.V. (2010): *Weißbuch Geriatrie. Die Versorgung geriatrischer Patienten: Strukturen und Bedarf – Status Quo und Weiterentwicklung. Eine Analyse durch die GEBERA Gesellschaft für betriebswirtschaftliche Beratung mbH. 2., durchgesehene Auflage.* Kohlhammer, Stuttgart.

CERNIC, K.; LIKAR, R.; PINTER, G. (2013): ZENTRALE NOTFALLAUFNAHME (ZNA) UND ZENTRALE NOTAUFNAHME FÜR ÄLTERE MENSCHEN. In: PINTER, G.; LIKAR, R.; SCHIPPINGER, W.; JANIG, H.; KADA, O.; CERNIC, K.: *Geriatrische Notfallversorgung. Strategien und Konzepte.* Springer, Wien: S. 93-116.

CHRIST, M.; GROSSMANN, F.; WINTER, D.; BINGISSER, R.; PLATZ, E. (2010): *Triage in der Notaufnahme: Moderne, evidenzbasierte Ersteinschätzung der Behandlungsdringlichkeit.* Dtsch Ärztebl **50**: 892-898.

CHARITÉ UNIVERSITÄTSMEDIZIN BERLIN. (2015): *Das Manchester Triage System - Ersteinschätzung der Behandlungsdringlichkeit.* http://notfallmedizin.charite.de/standorte/campus_benjamin_franklin_cbf/notfallversorgung/manchester_triage_system/, abgerufen am 27.01.2015.

DEUTSCHES ÄRZTEBLATT. (2014): *Inanspruchnahme von Notaufnahmen steigt.* *http://www.aerzteblatt.de/nachrichten/59894/Inanspruchnahme-von-Notaufnahmen-steigt,* abgerufen am 20.01.2015.

DEUTSCHES ÄRZTEBLATT. (2015): *Notaufnahmen im Defizit – KBV kritisiert Reformstau in den Kliniken.* http://www.aerzteblatt.de/nachrichten/61841/Notaufnahmen-im-Defizit-KBV-kritisiert-Reformstau-in-den-Kliniken, abgerufen am 20.02.2015.

DEUTSCHE GESELLSCHAFT FÜR GERIATRIE E. V., DGG. (2015): *Wer ist ein geriatrischer Patient?* http://www.dggeriatrie.de/nachwuchs/91-was-ist-geriatrie#/jobs, abgerufen am 01.02.2015.

DEUTSCHE GESELLSCHAFT INTERDISZIPLINÄRE NOTFALL- UND AKUTMEDIZIN, DGINA. (2013): *Die DGINA informiert: Etablierung einer DGINA Arbeitsgruppe „Der ältere Patient in der Notaufnahme“* http://www.dgina.de/media/download_gallery/Positionspapier%20Nov_2013.pdf, abgerufen am 20.02.2015.

DEUTSCHE GESELLSCHAFT INTERDISZIPLINÄRE NOTFALL- UND AKUTMEDIZIN, DGINA. (2011): *Zahl der Patienten in Notaufnahmen steigt immer weiter. Presseaussendung 29.09.2011.* http://www.ukaachen.de, abgerufen am 16.01.2015.

DEUTSCHES NETZWERK ERSTEINSCHÄTZUNG. (2013): *Entwicklung des MTS.* http://www.ersteinschaetzung.de/content/entwicklung-des-mts, abgerufen am 27.01.2015.

DORMANN, H.; DIESCH, K.; GANSLANDT, T.; HAHN E. G. (2010): *Kennzahlen und Qualitätsindikatoren einer medizinischen Notaufnahme.* Dtsch Ärztebl **15**: 261-267.

ELLIS, G.; WHITEHEAD, M. A.; O´NEILL, D.; LANGHORNE, P.; ROBINSON, D. (2011): *Comprehensive geriatric assessment for older adults admitted to hospital.* Cochrane Database of Systematic Reviews **6**: CD006211.

EUROPÄISCHE UNION DER MEDIZINISCHEN SPEZIALISTEN, UEMS. (2008): *Translation of the definition of geriatric medicine.* http://www.uemsgeriatricmedicine.org/uems1/germany1.asp, abgerufen am 01.02.2015.

ISAK, A. (2013): *Geriatrische Notfallmedizin – Medizinische Aspekte in der Behandlung geriatrischer Patienten.* In: PINTER, G.; LIKAR, R.; SCHIPPINGER, W.; JANIG, H.; KADA, O.; CERNIC, K. (2013): *Geriatrische Notfallversorgung. Strategien und Konzepte.* Springer, Wien: S. 311-317.

FERNANDES, C.M.; TANABE, P.; GILBOY, N.; ET AL. (2005): *Five-level triage: a report from the ACEP/ENA Five-level Triage Task Force.* J Emerg Nurs **31**: 39–50.

FRIED, L. P.; TANGEN, C.M.; WALSTON, J. ET AL. (2001): *Frailty in older adults: evidence for a phenotype.* J Gerontol A Biol Sci Med Sci **56**: 146-156.

GEYER, G. (2011): *Der Geriatrische Patient in der Notfallaufnahme. Welche Aspekte sind in Organisation und medizinischer Versorgung zu beachten?* Abschlussarbeit. ÖÄK Diplomlehrgang Geriatrie, Wien. http://www.arztakademie.at/fileadmin/template/main/Geriatrie/Publikationen10-11/Geyer_AA.pdf, abgerufen am 15.02.2015.

GRAF, C. E.; ZEKRY, D.; GIANELLI, S.; MICHEL, J. P.; CHEVALLEY, T. (2010): *Comprehensive geriatric assessment in the emergency department.* J Am Geriatr Soc **58**: 2032-2033.

GROENING, M. (2013): *Die DGINA informiert: Etablierung einer DGINA Arbeitsgruppe „Der ältere Patient in der Notaufnahme".* http://www.dgina.de/media/download_gallery/Positionspapier%20Nov_2013.pdf, abgerufen am 08.02.2015

GROENING, M.; SCHWARZ, T.; LOCK, G. (2013): *Versorgung älterer Notfallpatienten: Hightouch statt Hightech.* Dtsch Ärztebl **7**: 262–265.

GROSSMANN, F.; ZUMBRUNN, T.; FRAUCHIGER, A.; DELPORT, K.; BINGISSER, R.; NICKEL, C. H. (2012): *At Risk of Undertriage? Testing the Performance and Accuracy of the Emergency Severity Index in Older Emergency Department Patients.* Ann Emerg Med **60**: 317-325.

GÜNSTER, C.; KLOSE, J.; SCHMACKE, N. (2012): *Versorgungs-Report 2012. Schwerpunkt: Gesundheit im Alter.* Schattauer, Stuttgart.

KILLINGER, E. (2009): *Die Besonderheiten der Arzthaftung im Medizinischen Notfall.* Springer, Berlin.

KNAUF, W. (2011): *Das geriatrische Assessment.* Hessisches Ärzteblatt **4**: 210-215.

LACHS, M. S.; FEINSTEIN, A. R.; COONEY, L. M.; DRICKAMER, M. A.; MAROTTOLI, R. A.; PANNILL, F.C. ET AL. (1990): *A simple procedure for general screening for functional disability in elderly patients.* Ann Intern Med **112**: 699-706.

LORENZL, S.; FÜSGEN, I.; NOACHTAR, S. (2012): *Verwirrtheitszustände im Alter: Diagnostik und Therapie.* Dtsch Ärztebl **109**: 391-400.

MORRISON, R. S.; SIU, A. L. (2000): *A comparison of pain and its treatment in advanced dementia and cognitively intact patients with hip fracture.* J Pain Symptom Manage **19**: 240-248.

MÜLLER, K. (2014): *Alternde Bevölkerung und gesundheitliche Versorgung.* Huber, Bern.

NOWOSSADECK, E. (2012): *Demografische Alterung und stationäre Versorgung chronischer Krankheiten.* Dtsch Ärztebl **109**: 151–157.

PANTEL, J.; SCHRÖDER, J.; BOLLHEIMER, C.; SIEBER, C.; KRUSE, A. (2014): *Praxishandbuch Altersmedizin. Geriatrie – Gerontopsychiatrie – Gerontologie.* Kohlhammer, Stuttgart.

PIPPEL, K.; FRIEDEMANN, E.; LÜBKE, N. (2014): *Geriatrie: Weiter Bedarf an geriatrischem Nachwuchs.* Dtsch Ärztebl **111:** A-1412 / B-1216 / C-1159.

PLATTS-MILLS, T. F.; TRAVERS, D.; BIESE, K.; MCCALL, B.; KIZER, S.; LAMANTIA, M.; BUSBY-WHITEHEAD, J.; CAIRNS, C. B. (2010): *Accuracy of the Emergency Severity Index triage instrument for identifying elder emergency department patients receiving an immediate life-saving intervention.* Acad Emerg Med **17**: 238-243.

PÜLLEN, R.; SCHULZ, R.-J.; HOFMANN, W. (2013): *Notfallpatienten: Warum nicht direkt in die Geriatrie?* Dtsch Ärztebl **110**: A-886 / B-772 / C-768.

RAEM, A. M.; FENGER, H.; KOLB, G. F.; NIKOLAUS, T.; PIENTKA, L.; RYCHLIK, R.; VÖMEL, T. (2005): *Handbuch Geriatrie. Lehrbuch für Praxis und Klinik. 1. Auflage.* Deutsche Krankenhaus Gesellschaft mbH, Düsseldorf.

REICHE, D. (2003): *Roche Lexikon Medizin. 5. Auflage.* Urban und Fischer, München.

SCHÖPKE ,T.; PLAPPERT, T. (2011): *Kennzahlen Zentraler Notaufnahmen in Deutschland. Notfall Rettungsmed* **14**: 371–378.

SCHREIBER, W. (2014): *Der „alte Notfallpatient“.* Notfall Rettungsmed **17**: 483–483.

SENATSVERWALTUNG FÜR GESUNDHEIT UND SOZIALES BERLIN. (2012): *Dokumentation des Workshops: Der neue Berliner Krankenhausplan vom 6. Dezember 2012.* https://www.berlin.de/sen/gesundheit/_assets/themen/stationaere-versorgung/der_neue_berliner_krankenhausplan__dokumentation_des_workshops_vom_6._dezember_2012.pdf, abgerufen am 01.02.2015.

SENATSVERWALTUNG FÜR GESUNDHEIT UND SOZIALES BERLIN. (2013): *Aufnahmekrankenhäuser in Berlin: Notfallkrankenhäuser und Notfallzentren.* http://www.berlin.de/sen/gesundheit/themen/gesundheitlicher-bevoelkerungsschutz/notfallvorsorge-im-krankenhaus/organisation-BERLIN/, abgerufen am 27.01.2015.

SENATSVERWALTUNG FÜR GESUNDHEIT UND SOZIALES BERLIN (2014a): *Grundzüge zur Gestaltung des Krankenhausplans 2016 im Ergebnis der Erörterungen der themenspezifischen Arbeitsgruppen des Fachausschusses Krankenhausplanung.* https://www.berlin.de/.../grundzuge_des_krankenhausplans_2016.pdf, *abgerufen am 18.01.2015.*

SENATSVERWALTUNG FÜR GESUNDHEIT UND SOZIALES BERLIN. (2014b): *Notfallmedizin.* http://222.berlin.de/sen/gesundheit/themen/stationaere-versorgung/notfallmedizin, abgerufen am 27.01.2015.

SENATSVERWALTUNG FÜR JUSTIZ UND VERBRAUCHERSCHUTZ BERLIN. (2011): *Landeskrankenhausgesetz vom 18.11.2011.* http://gesetze.berlin.de/jportal/portal/t/1r63/page/bsbeprod.psml?doc.hl=1&doc.id=jlrKHG

BE2011rahmen&documentnumber=1&numberofresults=43&showdoccase=1&doc.part=R¶mfromHL=true#focuspoint, abgerufen am 19.01.2015.

SENATSVERWALTUNG FÜR STADTENTWICKLUNG UND UMWELT. (2011): *Bevölkerungsprognose für Berlin und die Bezirke 2011– 2030.* http://www.stadtentwicklung.berlin.de/planen/bevoelkerungsprognose/download/bevprog_2011_2030_abb.pdf, abgerufen am 20.02.2015.

SIEBER, C. C. (2007): *Der ältere Patient – wer ist das?* Der Internist 48: 1190-1194.

SINGLER, K.; CHRIST, M.; SIEBER, C.; GOSCH, M.; HEPPNER, H. J. (2011): *Geriatric patients in emergency and intensive care medicine.* Der Internist 52: 934-938.

SINGLER, K; HEPPNER, H. J. (2012): *Besonderheiten des älteren Notfallpatienten.* Notfall + Rettungsmedizin **15**: 255-264.

SINGLER, K.; HEPPNER, H. J. (2013): *Triage/Ersteinschätzung für Ältere.* In: PINTER, G.; LIKAR, R.; SCHIPPINGER, W.; JANIG, H.; KADA, O.; CERNIC, K. (2013): *Geriatrische Notfallversorgung. Strategien und Konzepte.* Springer, Wien: S. 163-173.

SOBOTTA, R. (2007): *Die interdisziplinäre Notaufnahme – Konsensus der Deutschen Gesellschaft interdisziplinäre Notfallaufnahme e. V.* Rettungsdienst **8**: 806-810.

STATISTISCHES BUNDESAMT. (2011A): *Bevölkerungs- und Haushaltsentwicklung im Bund und in den Ländern. Demografischer Wandel in Deutschland 2011, Heft 1.* Statistisches Bundesamt, Wiesbaden. http://www.statistikportal.de/statistik-portal/demografischer_wandel_heft1.pdf, abgerufen am 14.02.2015.

STATISTISCHES BUNDESAMT. (2011b): *Ältere Menschen in Deutschland und der EU. Im Blickpunkt: Ältere Menschen in Deutschland und der EU.* Statistisches Bundesamt, Wiesbaden.

STATISTISCHES BUNDESAMT. (2014): *Zahl der Woche vom 18. Februar 2014. 42 % der Einweisungen ins Krankenhaus sind Notfälle.* http://www.destatis.de, abgerufen am 01.02.2015.

STEINHAGEN-THIESSEN, E.; HAMEL, G.; LÜTTJE, D.; OSTER, P.; PLATE, A.; VOGEL, W. (2003): *Geriatrie – quo vadis? Zur Struktur geriatrischer Versorgung.* Z Gerontol Geriat **36**: 366–377.

STEINHAGEN- THIESSEN, E. (2014): *Geriatrie. Versorgungssituation in Berlin.* http://www.parlament-berlin.de/ados/16/GesUmVer/vorgang/guv16-0159-st-Charite.pdf, abgerufen am 11.01.2015.

THIEM, U. (2013). *Frühzeitige Identifikation des geriatrischen Patienten: ISAR als Beispiel eines Screeningsinstrumentes. 22. Reha-Kolloquium 2013. Teilhabe 2.0 – Reha neu denken? Symposium des Bundesverbands Geriatrie, Mainz.* http://www.bv-geriatrie.de/Dokumente/Geriatrische%20Reha/G-ISAR_Maerz%202013_Thiem, abgerufen am 24.01.2015.

THIEM, U.; GREUEL, H.W.; REINGRÄBER, A.; KOCH-GWINNER, P.; PÜLLEN, R.; HEPPNER H.J.; PFISTERER, M. (2012). *Positionspapier zur Identifizierung geriatrischer Patienten in Notaufnahmen in Deutschland.* Z Gerontol Geriat 45: 310–314.